# THONON-LES-BAINS
# MÉDICAL

## DOCUMENTS OFFICIELS

SUR SES

## EAUX MINÉRALES NATURELLES

**Alcalines, Résineuses, Balsamiques**

exploitées par la

SOCIÉTÉ ANONYME DES EAUX MINÉRALES DE THONON-LES-BAINS

*Capital : Un Million*

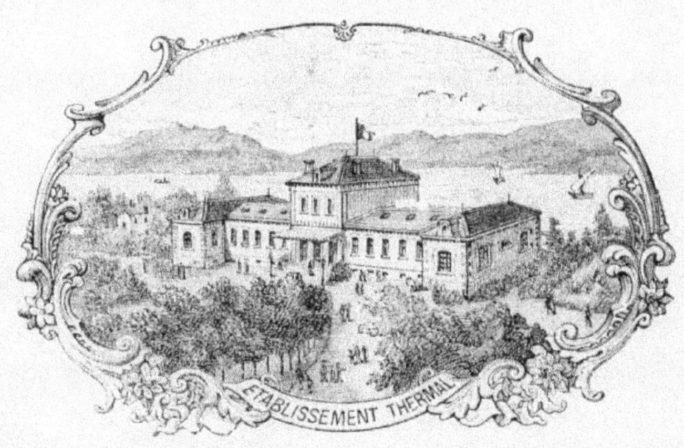


THONON-LES-BAINS
IMPRIMERIE MASSON FRÈRES
Jules MASSON Succes[r]

1re Edition 1900

# THONON-LES-BAINS MÉDICAL

# THONON-LES-BAINS
## MÉDICAL



# Documents Officiels

SUR SES

***EAUX MINÉRALES NATURELLES***

**Alcalines, Résineuses, Balsamiques**

exploitées par la

SOCIÉTÉ ANONYME DES EAUX MINÉRALES

DE

THONON-LES-BAINS

*(Capital : Un Million)*

THONON-LES-BAINS
IMPRIMERIE MASSON FRÈRES
Jules MASSON Success[r]

1re Edition 1900

# THONON-LES-BAINS MÉDICAL

## I

L'expérience des hommes, appelée la Sagesse des Nations, a précédé la science véritable; et ce fut salutaire à l'humanité qui n'attendit pas la cornue chimique pour se nourrir de fibrine, d'albumine et de gluten en mangeant la chair des animaux et le pain quotidien.

Cette précession de la science par l'expérimentation fut commune à toutes choses; et, notamment, à l'emploi de l'eau minérale de Thonon-les-Bains : l'archéologie nous montre en effet les Romains la captant et la canalisant avec soin ; la tradition nous apprend son usage fort ancien « pour soulager les maux d'estomac, guérir les voies urinaires » ; et saint François de Sales, le gracieux écrivain, contemporain de Montaigne et de Henri IV, en fait l'éloge à plusieurs reprises dans ses écrits.

A cette phase empirique succéda la période prescientifique — on pourrait dire alchimique — de cette eau : on nota, on classa les affections internes justiciables de son usage, mais sans expliquer son action.

Enfin, la voici étudiée par la science de Lavoisier et de Pasteur : les analyses concordantes de Calloud, d'Ossian Henry, celles plus récentes (21 nov. 1896) de M. Ch. Bardy, directeur honoraire du Laboratoire du ministère des Finances, du docteur G. Lochon, dans sa thèse inaugurale (1897), découvrirent ou confirmèrent les causes de ses multiples et admirables propriétés : elle est, par sa teneur chimique, similaire de l'eau d'Evian, mais *avec une supériorité incontestable quant à la proportion des éléments minéralisateurs* (Ossian Henry et Ch. Bardy), enfin elle contient **en plus** *des principes balsamo-résineux* qui ont leur indication spéciale en de nombreuses affections catarrhales.

Désirant présenter cette eau en un signalement succinct, nous dirons :

L'eau de Thonon est une eau *bicarbonatée calcique*, *alcaline*, **et benzoïque** ; elle renferme à la source des quantités notables d'acide carbonique libre ; et elle doit être, d'après les analyses, ce qu'elle est en effet, d'après de nombreuses observations médicales, *une eau de table incomparable* et de *conservation indéfinie*, et une eau médicamenteuse *diurétique, digestive*, opérant un véritable lessivage et l'antisepsie de l'appareil urinaire et de l'organisme en général dont elle émulsionne et balaie tout produit catarrhal et les déchets cellulaires, préservant ainsi des maladies microbiennes, et *notamment de la fièvre typhoïde ;* elle est manifestement active contre *l'albuminurie* et *l'oxalurie* aiguës et chroniques, et *l'obésité ;* préventive de la *gravelle* et intensivement éliminatrice de ses produits ; préservatrice et curative de la *goutte* en combattant et annihilant par son usage régulier les méfaits d'une alimentation azotée excessive ; enfin rigoureusement *aseptique*.

Ses titres de noblesse sont donc légitimes ; ses bienfaits sont logiques ; le tamis scientifique a consacré sa valeur hygiénique et médicale.

A l'appui de ces affirmations, nous reproduisons certains documents officiels qui en établissent la véracité :

## II

# ANALYSE CALLOUD

## Analyse de la source dite de La Versoie [1]

*proposée par l'Administration municipale*

faite par

**M. CALLOUD, chimiste, membre de l'Académie, à Chambéry**

Le terrain sur lequel jaillit cette eau appartient, d'après les interprétations des géologues, à l'époque hypothétique des formations glaciaires, ou est rangé dans le diluvium. En somme, il représente un énorme amas d'alluvions, dessiné en mamelons, en vallons, en bassins étagés les uns au-dessus des autres et recouverts d'une couche de terre végétale en général peu profonde.

On observe la coupure bien nette de ces alluvions dans leurs flancs déchirés sur les bords du lac de Genève, près de Thonon, à Corzent.

L'aspect général indique que ces terrains accidentés ont été recouverts de petits lacs dont les fonds se sont comblés.

A deux kilomètres des sources commence la colline des Allinges, haute d'environ 300 mètres, formée de grès tertiaire molassique exploité pour le pavage, et qui s'étend parallèlement au lac de Genève sur un prolongement de deux lieues. Par-delà cette colline, au sud-est, existe une vallée, soit un large plateau entrecoupé de terres cultivées, de prairies et de marécages à eaux vives, où on voit en abondance des plantes cypéracées,

(1) *La Versoie*, nom local du lieu d'émergence des sources des Eaux minérales de Thonon-les-Bains. (Source Saint-François et Source des Romains).

graminées, amaryllidées, orchidées, des saules nains, des aulnes, la flouve, le colchique, la menthe aquatique, l'aunée, la reine des prés, etc., baignés par les eaux qui se perdent sous l'alluvion du diluvium adossé à la colline et viennent sourdre, à quelques kilomètres de là, dans les parties déchirées. Il est présumable que ce sont ces mêmes eaux qui, après avoir lessivé tant de prairies où elles puisent leur intéressante matière résineuse balsamique, et filtré à travers le gravier du diluvium, forment les belles sources de Thonon.

A côté de cette indication, il faut mettre celle de la découverte de quelques débris de fossiles inflammables dans les couches les plus déclives du grès molassique de la colline des Allinges, près des carrières en exploitation.

L'horizon, au midi, du côté des Alpes du mont Blanc, est fermé à une distance de 7 à 8 kilomètres par une chaine de montagnes calcaires de formations néocomienne et nummulitique. Ces montagnes, qui se prolongent sans discontinuité, en ligne directe de la vallée de la Dranse, près Thonon, jusqu'aux Voirons, près de Genève, sont habillées, de la base à la cime, de belles végétations conifères et amentacées et de riches prairies.

Le versant de ces prairies montueuses domine le plateau situé derrière la colline de grès tertiaire des Allinges et les mamelons du diluvium qui couronnent les sources. A l'extrémité de cette chaine de montagnes, dans la coupure faite par la rivière de la Dranse, à 3 kilomètres est de Thonon, le lias et le gypse compacts des terrains inférieurs font une saillie ; on y exploite le gypse : ce sont les carrières d'Armoy.

Pour compléter ces documents géognostiques, je ne crois pas inutile de signaler qu'un peu de tourbe de formation récente recouvre partiellement le sol incliné d'où jaillissent les sources. Cette tourbe a dû se former avant qu'on eût pratiqué un écoulement aux eaux. Une inspection minutieuse m'a prouvé que les sources en question n'ont pas actuellement de contact avec cette tourbe : car elles jaillissent de bas en haut du gravier dont elles soulèvent les parties les moins denses. Peut-être aussi, antérieurement, jaillissaient-elles au-dessus des points de leur émergence actuelle. Toutefois, à raison des circonstances qui dotent parfois les sources d'un excès de gaz acide carbonique, il y aurait lieu d'attribuer ce fait à un dégagement intermittent de ce gaz du sol tourbeux qui les recouvre en partie.

L'eau est d'une parfaite limpidité, fort belle à voir, très bonne à boire, très fraiche. Elle accuse au thermomètre le plus sensible 11°—12° centigrades, l'air ambiant marquant 21°—25° au-dessus de zéro.

Il y a lieu de noter ici une observation intéressante transmise par les ménagères depuis qu'on s'occupe de cette eau. Elles rapportent unanimement que le linge blanchi avec cette eau conserve, une fois desséché, une odeur agréable que n'a pas le linge blanchi avec d'autres eaux de fontaine et de rivière. Ce fait est rapporté pareillement pour l'eau d'Evian et pour celle d'une rivière de Rumilly (le Chéran), dont la composition est presque analogue et qui traversent des amas d'alluvions graveleux semblables.

*Tous ces faits donnent un intérêt particulier à l'eau de Thonon. La révélation d'une matière résineuse à type benzoïque qui entre dans sa minéralisation jette un nouveau jour sur la composition des eaux. Il n'est pas moins remarquable que les eaux de Thonon ont produit des guérisons, dans plusieurs cas de maladies chroniques, dont ne rendrait pas raison leur composition minérale qui, à elle seule, ne présente rien de plus qu'une source de sels digestifs bien connus dans leurs effets. Le secret de l'action de ces eaux réside, à mon avis, dans le puissant concours que leur fournit leur intéressante matière organique, produit de mille plantes lessivées. Si l'on considère que des plantes exsudent des substances résineuses (gommes, résines, oléo-résine, térébenthines, baumes), substances peu mobiles, les plus fixes des élaborations organiques, le fait nouveau que j'ai signalé pour les eaux de Thonon ne doit pas paraître surprenant.*

J'ai trouvé dans les bulbes desséchées de colchique *(colchicum autumnale)*, l'acide benzoïque. On sait d'autre part que les racines chevelues de l'*anthoxantum odoratum*, celles de plusieurs roseaux, saules, aulnes, graminées, orchidées, ont une odeur de vanille. La décoction des coquilles d'amandes prend une odeur suave benzoïque qu'on nomme dans les familles *thé de vanille.* Les fruits cuits de plusieurs espèces du genre pyrus ont pareillement une odeur benzoïque.

Ces faits démontrent que l'acide benzoïque résineux est très répandu dans les végétaux. Les animaux herbivores prennent aux végétaux herbacés leur acide benzoïque qui s'unit à l'acide urique, produit de l'organisation animale, d'où provient l'acide hippurique. Très probablement, c'est la présence constante de l'acide benzoïque dans les produits de la digestion chez les animaux herbivores, qui s'unissant à l'acide urique et formant la combinaison hippurique, beaucoup plus soluble que l'acide urique, empêche la formation des calculs uriques inconnus chez les animaux.

## Deux bouteilles. Poids : 1850 grammes.

A. — Eau limpide ; par l'agitation de l'eau, au fond du verre, s'élèvent des flocons *bruns-rougeâtres* de matière organique, insoluble dans l'eau bouillante et dans l'acide acétique.

B. — L'eau, versée dans un verre à pied, laisse échapper de légères bulles de gaz non inflammables ; la plupart restent fixées sur les parois du verre. La majeure partie de ces gaz est formée par l'acide carbonique.

C. — L'odeur de l'eau est nulle, sa saveur inappréciable.

D. — Soumise à l'ébullition dans un matras de verre, elle devient opaline, se trouble légèrement et dépose une poudre *blanc-grisâtre,* formée de carbonates à bases terreuses (chaux et magnésie).

E. — Soumise à l'ébullition dans un matras de verre avec de la potasse caustique pure, elle se trouble immédiatement et donne un dépôt *blanc-grisâtre,* floconneux, volumineux. L'eau prend ensuite une teinte brunâtre.

F. — Pendant l'ébullition, du papier de tournesol rougi, puis lavé à l'eau distillée, a été maintenu exposé à la vapeur qui se dégageait du matras ; il n'a pas changé.

G. — L'eau essayée à l'état naturel et bouillie, présente, dans les deux cas, une réaction alcaline.

H. — L'ammoniaque pure, ajoutée à l'eau à l'état naturel, n'a donné lieu à aucun trouble immédiat, ni à aucune coloration indiquant la présence de sels métalliques. L'eau a seulement pris une teinte légèrement ambrée, puis a laissé déposer un précipité blanc floconneux.

I. — L'eau légèrement acidulée par l'acide acétique, soumise à l'ébullition dans un matras de verre et concentrée, a été traitée par le ferro-cyanure de potassium et par le sulfo-cyanure de potassium et n'a donné aucun précipité ni aucune coloration.

J. — Une portion de l'eau I a été traitée par le phosphate-sodique ammoniacal ; il s'y est formé un trouble opalin, puis, un léger précipité blanc qui, lavé, puis soumis à la calcination sur une cuiller de platine, a laissé dégager de l'ammoniaque. Il est resté sur la cuiller une couche blanche de phosphate de magnésie.

K. — 250 grammes d'eau, soumise à l'analyse, ont été évaporés dans une étuve chauffée à 60-70° centigrades, dans une capsule en porcelaine jusqu'à siccité. Ils ont produit 125 milligr. de résidu couleur *brun-terne* à odeur sensiblement *benzoïnée* et *térébenthinée.* La capsule desséchée et retirée de l'étuve, encore chaude, avait une odeur balsamique mixte de *benjoin* et de *térébenthine*.

L. — Le résidu *brun-terne* K, traité par l'éther bouillant, n'a pas donné de dissolution sensible. L'alcool bouillant, au contraire, a donné une dissolution ambrée qui a laissé, par l'évaporation, un vernis *gris-jaunâtre* à odeur *benzoïnée*.

M. — Après avoir gratté la capsule pour retirer le plus possible du résidu adhérent (exp. K), je l'ai lavée avec quelques gouttes d'eau distillée pour dissoudre ce qui restait du résidu adhérent ; cette solution avait une réaction *alcaline* caractéristique, ramenait promptement au bleu le papier de tournesol rouge.

N. — Le résidu *brun-terne* (exp. K), après avoir été traité par l'alcool bouillant, a été desséché puis calciné sur une cuiller de platine rougie à la flamme d'une lampe à alcool. Il s'est *carbonisé* puis a laissé une cendre *blanc-grisâtre* qui s'est dissoute avec effervescence par quelques gouttes d'acide nitrique.

La partie de l'eau réservée a été divisée en huit lots pour être soumise aux réactifs propres à indiquer exclusivement la minéralisation dominante de l'eau, tels que l'oxalate d'ammoniaque, le nitrate de baryte, le nitrate d'argent, l'acétate tri-plombique, et le protosulfate de fer.

N° 1. — L'oxalate d'ammoniaque a produit : trouble caractérisé et précipité *blanc grisâtre* qui s'est dissous dans l'acide acétique.

N° 2. — Le nitrate de baryte : trouble opalin, puis dépôt très léger *blanc-grisâtre*, insoluble dans l'acide nitrique.

N° 3. — Le nitrate d'argent : trouble intense *et précipité blanc-grisâtre*, soluble entièrement *dans l'ammoniaque et l'acide nitrique*. Les solutions ont pris une teinte *brunâtre*. La solution ammoniacale s'est troublée ensuite.

N° 4. — L'acétate tri-plombique : trouble *blanc de lait ;* quelques gouttes d'acide nitrique ont presque complètement dissous le précipité.

Quatre lots d'eau à l'état d'eau bouillie avaient été réservés pour être soumis à des réactions propres à confirmer la nature des sels terreux et la présence des carbonates alcalins dans l'eau.

Pour isoler les bi-carbonates terreux, l'eau a été soumise à l'ébullition qui a fait précipiter à l'état insoluble le carbonate de chaux et de magnésie, puis filtrée à travers un filtre de papier lavé. Cette eau bouillie a été traitée par les réactifs suivants :

N° 5. — L'oxalate d'ammoniaque a produit : trouble léger, puis dépôt faible insoluble dans l'acide acétique.

N° 6. — Le nitrate de baryte : trouble caractérise, puis dépôt presque entièrement soluble dans l'acide nitrique dilué.

N° 7. — Le nitrate d'argent : trouble caractérisé, puis *dépôt blanc-grisâtre* soluble entièrement dans l'ammoniaque et l'acide nitrique. Les solutions se sont comportées comme dans l'expérience n° 3.

N° 8. — Le protosulfate de fer : trouble immédiat, *blanc-verdâtre*, puis dépôt *vert* et *ocracé* soluble avec effervescence légère dans l'acide sulfurique dilué.

La recherche de l'iode, de l'alumine, de la silice et des phosphates a été dirigée sur les produits de l'expérience E ; elle n'a donné que des résultats douteux pour l'iode, l'alumine et les phosphates, mais a révélé la présence de la silice.

## INTERPRÉTATIONS ET OBSERVATIONS

A. — Indique que l'eau produit spontanément, ou charrie de la matière organique altérée, à l'état insoluble.

B. — Que l'eau contient des gaz aériens et notamment du gaz acide carbonique.

C. — Qu'elle a les caractères physiques d'une bonne eau très digestive.

D. — Qu'elle contient en dissolution des carbonates à bases terreuses, à l'état de bi-carbonates.

E et F. — Confirment qu'elle contient des sels à bases terreuses ; indiquent par la coloration brunâtre de l'eau la présence d'une matière organique en dissolution, et que l'eau ne contient pas *traces* d'alcali volatil (ammoniaque).

G. — Que l'eau est alcaline et que son alcalinité n'est pas seulement due aux bicarbonates terreux (chaux et magnésie), mais aux carbonates alcalins (soude et potasse).

H. — Que l'eau ne contient pas de sels métalliques, et confirme qu'elle contient de la matière organique sensible aux alcalis caustiques.

I. — Confirme qu'elle est dépourvue de sels à bases métalliques.

J. — Qu'elle contient de la magnésie.

K. et L. — Donnent une évaluation de la somme des matériaux qui minéralisent l'eau (environ 0,500 milligrammes par 1.000 grammes), et signalent une matière organique balsamique de nature résineuse.

M. — Confirme la nature alcaline de l'eau.

N. — Confirme la présence de la matière organique et que les sels contenus dans l'eau sont en majeure partie à l'état de carbonates.

D'autre part, les réactions qualitatives prouvent directement que l'eau contient presque exclusivement des sels bi-carbonatés, très peu de sulfates, ne contient pas, ou des traces seulement, de chlorures ; que parmi les sels bicarbonatés se trouvent des carbonates alcalins (soude et potasse) qui ont réagi presque seuls sur le nitrate de baryte, le nitrate d'argent, le protosulfate de fer (exp. n[os] 6, 7 et 8).

La réaction la plus remarquable est celle observée avec le nitrate d'argent (exp. n[os] 3 et 7). Elle accuse une minéralisation digne d'études. L'intensité de cette réaction est liée, d'une part à la présence des carbonates alcalins, et de l'autre à celle de la matière résineuse qui parait y être combinée. Très probablement une partie des carbonates alcalins forme, dans l'eau, une combinaison avec la matière organique résineuse, et partant un sel alcalin à acide résineux, benzoate, succinate, abiétate. Cette interprétation est motivée par la netteté du principe argentique qui n'a point offert de caractères de réduction, ce qui aurait eu lieu si la matière organique de l'eau n'y était qu'à l'état indifférent de mélange. La proportion notable de matière organique contenue dans l'eau ternit les précipités blancs formés par les réactifs et colore même l'eau sous l'influence des alcalis caustiques.

Ces faits réunis donnent un intérêt particulier à cette eau, et la rendent digne d'une utilisation médicale. Mais l'alcalinité très prononcée dans cette eau, la proportion et la nature résineuse balsamique de sa matière organique, présentent une condition minéralisatrice estimée en médecine, surtout dans le traitement des maladies des voies urinaires, la font sortir de la classe des eaux potables et la rendent susceptible d'être utilisée à titre thérapeutique.

Cette eau, par sa minéralisation alcaline terreuse bi-carbonatée évaluée à environ 0,500 milligrammes par 1.000 grammes, et par la proportion notable des principes résineux qui y sont combinés aux alcalins sodico-potassiques, se classe parmi les eaux *alcalines, légères, savonneuses.*

Chambéry, 25 juin 1859.

*Signé :* Ch. Calloud.

## RAPPORT DE M. CALLOUD

A Monsieur le Syndic (maire de la ville de Thonon),

J'ai l'honneur de vous adresser un duplicata du Mémoire que j'ai préparé sur les eaux de la Versoye et que vous avez désiré. Je crois n'avoir rien négligé, soit dans mes expériences, soit dans mes recherches, pour faire ressortir le mérite de ces eaux qu'on ne connait bien qu'en les étudiant, et qu'en les interrogeant à l'aide de la chimie. La découverte des faits qui touchent ces eaux constitue, à mon sens, un progrès pour l'hydrologie minérale ; elles tiennent évidemment dans leurs éléments minéralisateurs un principe conservateur et ce principe est la résine *benzoïque*. J'exhibe, comme chose curieuse, une bouteille de ces eaux, en vidange, soit à moitié remplie, *dès le mois de juillet dernier*, et *mal bouchée*, qui n'a rien perdu de sa limpidité et de sa saveur et où il ne s'est pas produit le moindre dépôt. Ce fait de conservation n'est pas observé dans les eaux potables ordinaires de nos vallées.

Agréez, Monsieur le Syndic, l'expression de mon entière considération.

*Signé :* Ch. CALLOUD.

Chambéry, 28 juin 1859.

Le savant chimiste s'émerveille, on le voit, de la longue conservation de l'eau de Thonon : son travail admirable et complet, d'une probité scientifique qui apparait à chaque phrase, date de 1859, longtemps avant les travaux de Pasteur.

Nous savons aujourd'hui à quoi tient la conservation *indéfinie* de cette eau avec toutes ses qualités : à ce que, en dehors de ses principes minéralisateurs, elle est indemne de tous microbes, elle est *aseptique*.

# III

# ANALYSE D'OSSIAN HENRY

## ANALYSE CHIMIQUE

### DE L'EAU DES DEUX SOURCES DÉCOUVERTES PRÈS DE LA VILLE DE THONON

Province du Chablais (Savoie)

**Faite par M. OSSIAN Henry Père**

*Membre de l'Académie impériale de Médecine et chef de ses travaux chimiques, etc. (Aout 1859)*

Le syndicat de la ville de Thonon, en Savoie, m'a fait inviter à soumettre à l'analyse l'eau dite de la *Versoye*, fournie par deux sources qui existent à peu de distance de cette petite ville. Le but que l'on s'est proposé a été de reconnaitre si cette eau pourrait, à l'instar de l'eau voisine d'Evian, servir dans la pratique médicale comme eau *réellement minérale*.

Pour exécuter le travail demandé, on m'a envoyé à Paris, dans mon laboratoire privé, un nombre assez considérable d'échantillons d'eau des deux sources sus-mentionnées. Les échantillons, arrivés en parfait état de conservation, avaient été tout récemment puisés, avec les soins les plus minutieux, par un temps favorable, et ils étaient accompagnés de certificats faisant foi, ainsi que de notices et de documents ayant rapport à l'eau de Thonon qui nous occupe.

Les deux sources sont peu éloignées entre elles, et l'eau qu'elles donnent offre, comme on le verra tout à l'heure, la plus grande analogie. On a désigné les sources par des numéros : le n° 1 correspond aux bouteilles à *cachet jaune*, le n° 2 au *cachet vert*.

*La première*, n° 1, est la plus rapprochée de la route ; elle est entourée de chênes et de grands arbres appelés vulgairement *vernes* ;

*La seconde*, n° 2, existe à 40 mètres environ de celle-ci, et sourd au milieu de buissons de petits osiers.

## EXAMEN CHIMIQUE ET PHYSIQUE

La température de l'eau des deux sources prise sur place a été, m'a-t-on annoncé, de 15° C. pour la première, et de 14° C. pour la seconde. Ce sont des eaux froides.

Le débit, mesuré seulement pour la première, a fourni environ 115,000 litres par vingt-quatre heures.

On n'a remarqué, aux griffons des sources, aucune bulle de gaz ni aucune odeur particulière désagréable ; il arrive seulement que l'eau exposée à l'air laisse dégager peu à peu quelques bulles qui s'attachent aux parois des vases, tandis que le liquide devient alors un peu nébuleux ou opalin.

Comme on l'a déjà dit tout à l'heure, l'eau des deux sources paraît presque identique quant à la composition chimique ; elle offre, en effet, les mêmes caractères ; ainsi :

1° On signale dans toutes une *limpidité* parfaite, ce qui avait lieu pour les échantillons expédiés à Paris.

La *saveur*, à peu près nulle, est la même aussi, et aucune *odeur* n'y est manifeste ;

2° Quand on plonge dans l'eau intacte un papier de tournesol *rougi* préalablement, il reprend peu à peu sa couleur *bleue* primitive ; la teinture de sirop de violette, celle de mauve, deviennent très sensiblement *vertes ;* l'eau des deux sources est donc notablement *alcaline*. Quand on l'a concentrée, l'effet est beaucoup plus sensible sur les réactifs cités ;

3° On reconnaît par les réactifs appropriés, dans l'eau intacte ou dans des produits de concentration, la présence de la *chaux*, de la *magnésie*, de la *soude* et de la *potasse ;*

4° Il y a absence presque complète de *chlorures* ;

5° Peu de *sulfates ;*

6° Mais on y décèle très aisément de l'acide *carbonique libre*, des *bi-carbonates* terreux et alcalins, de la *silice* ou des *silicates*, avec des *phosphates*, des indices de *fer* et de *manganèse*, puis de la matière *organique* de nature azotée et un peu résineuse ;

7° On n'y trouve aucun *sel ammoniacal*, et, par des essais

faits à part et exprès, aucunes traces sensibles d'*arsenic*, d'*iodures* et d'*azotates* ;

8° En faisant bouillir l'eau des deux sources de Thonon, on voit le liquide se troubler et laisser séparer un dépôt d'un blanc sale où la présence de *carbonates terreux*, de *silicates*, de *phosphates*, de *sesquioxyde de fer* et de matière *organique jaunâtre*, sont très manifestes.

Un litre de chaque échantillon des sources a laissé pour résidu *fixe sec*, savoir :

| Première source, | Seconde source, |
|---|---|
| 0,38 grammes. | 0,39 grammes. |

Sans entrer dans le détail minutieux des procédés mis en usage pour analyser définitivement l'eau des deux sources en question, je me bornerai à citer un peu sommairement les principaux.

## PREMIER PROCÉDÉ

L'eau soumise à l'ébullition dans un ballon disposé convenablement a fourni, à côté de quelques faibles proportions d'acide carbonique, une quantité minime aussi d'air atmosphérique.

## DEUXIÈME PROCÉDÉ

Pour apprécier l'acide carbonique libre, j'ai suivi le procédé donné tout récemment par M. Gaulthier de Claubry (1), et qui consiste à faire passer dans un volume de trois litres ou plus d'eau un courant soutenu d'air, *épuré préalablement de gaz acide carbonique ;* puis, recevant le gaz obtenu à l'aide d'un aspirateur dans une solution de chlorure de barium et d'ammoniaque. Je n'ai eu que des proportions très minimes de gaz carbonique libre.

## TROISIÈME PROCÉDÉ

J'ai pris plusieurs kilogrammes de l'eau de chaque échantillon, et, après y avoir ajouté un léger excès d'acide acétique pur, j'ai concentré presque à siccité, assez complètement

(1) *Bulletin* des travaux de l'Académie impériale de médecine (juillet 1859).

neutralisé, évaporé tout à fait et repris par l'alcool à 25° bouillant, puis filtré chaud. Il s'est séparé une partie *insoluble* A B, et une autre *soluble* B C.

La partie alcoolique soluble, concentrée avec soin, évaporée tout à fait, a été calcinée très fortement dans le but de changer les *acétates alcalins et terreux en carbonates* (1).

Au moyen de l'eau distillée, on a isolé les *carbonates de soude et de potasse*, qui ont été appréciés à part avec le bichlorate de soude et le chlorure de platine. Ce qui était resté indissous constituait les carbonates de *chaux* et de *magnésie*. On en a fait le départ à l'aide de l'acide chlorhydrique et d'une très forte calcination (2). La *magnésie* obtenue représentait le *carbonate magnésien*, et le *chlorure calcique* le *carbonate de chaux*.

## QUATRIÈME PROCÉDÉ

Le résidu A B était composé de *silice*, *d'alumine*, de *sulfates de chaux* et de *soude*, de *phosphates terreux*, de *sesquioxyde de fer*, avec traces de *manganèse* et *matière organique colorant* les produits en jaune. Cette matière organique, obtenue à part dans une certaine quantité de résidu, ne m'a fourni aucune *odeur aromatique benzoïque*. Par la calcination, elle a donné des produits ammoniacaux, et, traitée par la potasse, elle a été en grande partie dissoute, puis précipitable en flocons bruns solubles dans l'alcool et un peu *résineux*, avec un acide ajouté convenablement. Elle s'est surtout comportée comme les produits de l'*humus* qu'on rencontre dans les eaux, et je crois que son origine est là effectivement (3).

## CINQUIÈME PROCÉDÉ

J'ai cherché *sans succès* l'existence, manifeste du moins, de l'*iode*, de l'*arsenic*, d'*azotates* et de *sels ammoniacaux*, dans l'eau dont nous nous occupons ici.

---

(1) *De l'analyse pratique des eaux minérales*, par MM. O. Henry père et fils (page 405).

(2) *De l'analyse pratique des eaux minérales*, par MM. O. Henry père et fils (page 364).

(3) Je ne suppose pas qu'au point de vue médical cette matière puisse offrir un intérêt sérieux ; elle existe d'ailleurs en très minime proportion.

En groupant, d'aprés la théorie et l'expérience, les résultats que nous a fournis l'analyse de l'eau des deux sources de la ville de Thonon, je crois pouvoir établir ainsi qu'il suit la composition chimique de cette eau.

Les résultats ont été rapportés par le calcul à un litre ou 1.000 grammes de liquide.

Voir l'analyse page 32.

A l'inspection de ce tableau (que l'on trouve plus loin, voir page 32), il est facile de reconnaitre que l'eau fournie par les deux sources en question est presque identique. Elle appartient aux eaux *bi-carbonatées calcaires un peu alcalines*, et ne présente parmi ses éléments minéralisateurs aucune substance nuisible à la santé.

Considérée *au point de vue hygiénique*, l'eau analysée offre les meilleures conditions comme eau propre à la digestion et au travail de l'ossification chez les enfants ou les sujets débiles.

Si maintenant on veut l'envisager sous le *point de vue de la thérapeutique* et *comme agent médical*, sera-t-il possible d'établir quelques considérations à l'appui? Nous la prendrons principalement dans sa comparaison avec l'eau voisine d'Evian, dont la nature chimique est la même, et la composition chimique aussi très analogue, à la proportion près des éléments minéralisateurs, *inférieurs dans celle-ci*. L'eau d'Evian est employée avec avantage comme eau minérale médicinale dans un assez grand nombre de maladies, et surtout dans quelques affections des voies urinaires. Une étude consciencieuse, suivie pendant plusieurs années, a démontré ces faits [1]. Or, en raison de l'analogie de composition chimique, n'y a-t-il pas lieu d'affirmer que l'eau de Thonon, dont on a déjà, dit-on, enregistré plusieurs bons effets, doit présenter aussi avec celle d'Evian une analogie de propriétés médicales. Il est important que des applications de cette eau soient faites et étudiées avec attention avant de se prononcer définitivement; mais tout fait prévoir que les résultats confirmeront ce que nous ne pouvons encore que présumer.

Dans cette supposition, les eaux de Thonon pourront être employées en bains et en boisson. Pour les bains il faudra avoir la précaution de n'élever l'eau qu'à 40 ou 50 degrés centigrades

---

(1) *Notice sur les eaux d'Evian*, par M. Germain Rieux. — *Essai sur les eaux d'Evian*, par M. Dupraz.

au plus, afin de ne pas séparer une partie des substances qui s'y trouvent en dissolution.

On pourra facilement aussi amener l'eau des sources à une distance de deux kilomètres, par exemple, à l'aide de conduits appropriés, l'eau de Thonon ne renfermant que des traces de principes volatils. Les tuyaux en terre cuite, et mieux en plomb, conviendraient parfaitement pour cet usage ; seulement, il faudra qu'ils aient un assez *petit diamètre* afin que le liquide les remplisse entièrement. Par cette disposition, l'eau ne sera pas agitée ou battue, et les bi-carbonates terreux s'y maintiendront tels sans passer à l'état de carbonates neutres insolubles, qui donneraient lieu à des dépôts, et, plus tard, à des incrustations plus ou moins considérables. Il existe aujourd'hui plusieurs eaux assez fortement gazeuses auxquelles ont fait parcourir, dans des tuyaux appropriés, des trajets assez étendus sans qu'il se produise aucune altération dans les liquides. L'eau de Thonon, qui fait le sujet de ce travail, se prêtera en conséquence tout à fait aux résultats qu'on désire obtenir (1).

Paris, le 25 août 1859.

Signé : O. HENRY père,
*Membre de l'Académie impériale de Médecine, etc.*

*P. S.* Nous devons ajouter que M. Ch. Calloud, chimiste, membre de l'Académie de Chambéry, ayant opéré près des sources de Thonon, a pu y découvrir la présence d'une substance résineuse balsamique particulière, qu'il a étudiée avec soin, l'ayant isolée en proportion assez notable. C'est à cette combinaison remarquable que M. Calloud attribue plus spécialement la vertu curative de ces eaux dans les affections calculeuses, dans les maladies des voies urinaires et dans les obstructions viscérales.

---

(1) Nous nous bornerons à mentionner ici les dépôts et conferves recueillis aux sources de Thonon. Ils n'ont présenté à l'analyse rien d'intéressant ; ainsi on y a reconnu des détritus de végétaux, des matières argileuses, calcaires et ferrugineuses, accompagnées de plantes confervoïdes que l'on trouve dans la plupart des eaux ordinaires.

Dans cette analyse, le grand hydrologiste n'hésite pas à affirmer *la supériorité de l'eau de Thonon sur celle d'Evian* quant aux principes minéralisateurs ; la clinique, s'engageant dans la voie tracée par ces indications si nettes du creuset chimique, a transformé en certitude les propositions naturellement dubitatives du laboratoire.

Voici, en effet, les observations médicales :

## IV

# OBSERVATIONS

ET

# CERTIFICATS DIVERS

## CERTIFICATS DES MÉDECINS DE THONON attestant plusieurs guérisons

La ville de Thonon (Haute-Savoie) vient d'être dotée de la découverte d'une source alcaline résineuse officiellement constatée par les travaux analytiques de MM. Ossian Henry et Calloud. Depuis longtemps cette source était en réputation pour blanchir le linge : saint François de Sales la disait cicatrisante et la recommandait dans quelques ophtalmies et les ulcères.

La ville de Thonon, devenue propriétaire de cette source, éclairée sur ses propriétés par MM. les Chimistes, demande aux médecins des lieux qu'ils aient à faire un rapport sur les résultats de l'usage qui en a été fait. C'est pourquoi les médecins soussignés, exerçant dans l'arrondissement de Thonon, répondant à l'appel fait par le conseil communal de la ville à donner leur opinion sur les eaux de la Versoye et à fournir à l'appui les observations qu'ils ont pu recueillir sur les effets de ce nouvel agent thérapeutique, disent d'abord :

1° Que depuis deux ans ces eaux ont été signalées à l'attention publique par les analyses qui en ont été faites par M. O. Henry, chimiste des plus distingués de France, et aussi par M. Calloud, chimiste de Chambéry, qui est venu répéter ses opérations sur les lieux ;

2° Que d'après cette analyse qui justifie que ces eaux sont essentiellement alcalines et résineuses, de très nombreux malades y ont recouru et en ont fait une énorme consommation, la plupart sans consulter des hommes de l'art ;

3° Que la réputation de ces eaux s'est étendue au loin par le récit des cures merveilleuses que l'on entendait répéter, et cependant l'exercice médical y a été presque entièrement étranger.

Nous signalerons donc seulement quelques faits, que chacun de nous a pu recueillir. Aucun effet fâcheux n'a été connu, et nous restons convaincus que ces eaux ont produit des résultats heureux dans beaucoup d'affections muqueuses ; mais peu d'observations ont été recueillies avec soin, nous signalerons seulement les suivantes :

1° Une hématurie rénale, existant depuis plus de deux ans, avec production purulente, a été réduite à un huitième de ses secrétions après vingt-cinq jours de l'usage de ces eaux à la dose d'un litre et demi à deux litres par jour ;

2° Une urétrite chronique a disparu par l'usage de ces eaux pendant dix-sept jours, à la dose de trois litres par jour ;

3° Un catarrhe muqueux de la vessie a été guéri par l'usage de ces eaux pendant trente-cinq jours ;

4° Une laryngite chronique, qui s'aggravait facilement sous la moindre impression du froid, a été guérie par l'usage de ces eaux pendant les mois d'août, septembre et octobre 1859, et n'a pas inquiété le malade pendant la saison de l'hiver suivant.

TAVERNIER, d. m. Ch.; RIEUX, d. m. P.;
NOEL, d. m.; DUBOULOZ, d. m.

## QUELQUES OBSERVATIONS sur L'EFFICACITÉ des EAUX de la VERSOYE

*recueillies par*

M. DUBOULOZ, Docteur-médecin, à Thonon

1° M. D., ancien militaire, souffrait depuis quatre à cinq ans d'une dysurie avec douleurs très vives dans la vessie, dont il souffrait principalement la nuit, ce qui l'obligeait de se lever souvent pour uriner quelques gouttes. Souvent il m'avait consulté pour cette maladie qui cédait un peu à un traitement antiphlogistique et à un régime bien suivi. L'année passée, après un usage de deux mois des eaux en boisson, il a été soulagé complètement, et il a vu disparaître la difficulté d'uriner ainsi que les douleurs qui faisaient son supplice.

2° Un magistrat de Savoie, M. N., souffrait depuis longtemps d'une incontinence d'urine avec digestions laborieuses et douleurs dans les reins ; il a fait usage des eaux l'an passé ; il a été si content et si satisfait qu'il y est revenu cette année pour confirmer sa guérison et par reconnaissance pour cette source merveilleuse.

3° Un enfant âgé de huit ans était affecté depuis sa naissance d'un impétigo occupant toute la tête, ainsi qu'une partie de la figure ; quelques cheveux rares et fins existaient par-ci, par-là. Je lui ai ouvert plusieurs abcès qui se formaient par-dessous les croûtes. Il a bu pendant longtemps des tisanes dépuratives, ainsi que de l'huile de foie de morue sans succès, et je l'avais perdu de vue. Enfin, il a fait usage des eaux intérieurement, et en application pendant six mois : aujourd'hui cette affreuse maladie a totalement disparu, et les croûtes ont fait place à une belle chevelure.

4° M. M. portait depuis dix ans une dartre eczémateuse à la partie interne de la cuisse ; il a employé l'eau en application de compresses mouillées, et, au moyen de ce traitement continué pendant un mois, il a vu disparaître cette maladie sans accidents consécutifs.

Enfin, je pourrais citer beaucoup d'autres observations qui prouvent l'efficacité de ces eaux dans les gastralgies, les affections catarrhales en général, principalement celles des yeux et des bronches, les affections de la peau, et leur vertu cicatrisante et détersive pour les plaies anciennes et les blessures.

Thonon, 24 août 1860.

DUBOULOZ,
*Docteur-médecin.*

Je joins à la suite de ces attestations celles de M. Ribault de Laugardière, et celle du sieur Barrucand ; ce dernier m'a montré ses deux pieds, où j'ai vu les cicatrices énormes des plaies dont il parle. Cet homme qui est ouvrier tourneur, est parfaitement guéri et a repris son travail :

« Je soussigné certifie qu'ayant eu les deux pieds gelés le 28 février 1854, j'eus l'imprudence de me chauffer, ce qui amena la mortification des tissus de la plante des pieds et des orteils, ainsi que de vastes ulcères pour lesquels je suis allé demander des soins aux hôpitaux de Genève et d'Annecy, où il a été question de me faire l'amputation des deux pieds. Ce n'est qu'à mon refus qu'on ne l'a pas faite.

« Ce fut donc le 15 février 1860 que j'entendis parler de la vertu des eaux de la Versoye, près Thonon. J'ai usé de ces eaux remarquables en application et en bains de pieds, du 25 février jusqu'à ce jour, 22 août, et j'ai le bonheur de déclarer que je suis complètement guéri d'une maladie qui a fait mon désespoir pendant cinq ans.

« Thonon, le 22 août 1860.

« Joseph Barrucand, d'Annecy. »

---

Monsieur le Docteur,

Ayant appris que vous vous proposiez de faire des démarches pour fonder un établissement pour utiliser la nouvelle découverte de l'eau merveilleuse de la Versoye, je m'empresse de déposer entre vos mains mon tribut de reconnaissance que je dois à leur bienfait.

Quand je suis arrivé ici, il me restait à peine un souffle de vie et mes jambes engorgées ne pouvaient plus supporter le poids de mon corps.

Dès les premiers jours de l'usage de cette eau, j'ai éprouvé un soulagement considérable dans la respiration, ma poitrine s'est successivement dégagée, l'enflure des jambes a complètement disparu, et, indépendamment du bien que je viens de signaler, je dois ajouter que j'ai retrouvé dans mes facultés les avantages que bien des malades vont chercher à Evian.

Thonon, le 23 août 1860.

Ribault de Laugardière.

---

Le soussigné, curé de Thonon, est heureux de déclarer qu'il a obtenu le plus heureux résultat des bains qu'il a pris pendant un mois avec les eaux de la Versoye de Thonon.

Dès l'année 1845, où il a eu à souffrir de la fièvre typhoïde la plus intense, il en est résulté pour lui une gastralgie des plus tenaces, et qui a résisté aux eaux de Vichy et aux eaux de Louêche, qu'il a fréquentées plusieurs années consécutives ; aujourd'hui il a l'espoir d'être délivré, sinon entièrement, du moins assez du mal dont il souffrait, pour rendre auxdites eaux de la Versoye le témoignage le plus flatteur et le plus mérité.

Je regrette la précipitation de ce certificat et l'absence des termes de l'art, mais je suis heureux de certifier que c'est à ces eaux que je dois le bien-être physique dont j'étais privé depuis plus de seize ans.

Thonon, 24 août 1860.

TRINCAZ,
*Chanoine, Curé de Thonon.*

## NOUVELLES OBSERVATIONS

### recueillies par M. le docteur Jos. Dubouloz

Thonon, le 3 octobre 1860.

Les différentes observations que j'ai pu recueillir encore sur la vertu de nos eaux sont en petit nombre, mais elles sont remarquables. Il n'y en a que quatre ; parmi ces quatre, trois des malades qui en font le sujet sont venus eux-mêmes m'en faire leur déclaration, me permettant d'y mettre leurs noms et prénoms et offrant de la signer au besoin. Le quatrième est à Genève ; mais il m'a dit lui-même, dans le temps qu'il était ici, tout le bien qu'il en a éprouvé.

1° Jean-Baptiste M..., maître sellier, à Thonon, âgé de cinquante-huit ans, était affecté, depuis trente ans, d'une vaste dartre eczémateuse, occupant tout le gras de la jambe gauche, laquelle avait succédé à une gale qu'il avait contractée à l'âge de vingt-cinq ans à Paris ; il a été radicalement guéri de sa dartre sans accidents consécutifs, par l'usage, en application seulement, de compresses mouillées avec l'eau de la Versoye, pendant un mois.

2° M. Gobel (Charles), laboureur, domicilié à Thonon, âgé de quarante-sept ans, est sujet à une gastralgie avec digestions pénibles, rapports acides, pyrosis, constipations. S'il boit pendant deux ou trois jours seulement de ces eaux, il sent de suite ses digestions devenir plus faciles, le bien-être revenir et succéder à une quantité de gaz qui se développent dans l'estomac par suite de la neutralisation des acides par les sels alcalins que ces eaux contiennent. Je ne doute pas qu'il ne guérit radicalement s'il continuait pendant quelque temps ; mais aussitôt qu'il se sent mieux, il cesse pour aller travailler.

3° M. Sabatier (Jean-François), maitre cordonnier, âgé de quarante-huit ans, de Thonon, était atteint, depuis quatre ans, d'un catarrhe bronchique avec expectoration abondante, surtout le matin, perte d'appétit, digestion difficile, amaigrissement, insomnie. Au bout de dix jours seulement de l'usage des eaux, son catarrhe avait diminué de moitié, la digestion est devenue facile. Aujourd'hui, l'embonpoint est revenu et il est complètement guéri de sa maladie.

4° M. M..., de Genève, âgé de cinquante ans environ, avait aussi un catarrhe bronchique qui faisait son supplice depuis cinq ans ; de plus il était affecté d'une douleur rhumatismale ancienne à un genou. Il a éprouvé un soulagement si grand au bout de quelques jours qu'il exprimait son contentement à tous ceux qu'il rencontrait. Enfin il est parti de Thonon, guéri de ses deux maladies.

*N. B.* Tous ces malades, excepté le premier, ont fait usage des eaux en boisson seulement, à la dose de cinq à huit verres le matin à jeun et pendant la belle saison.

Signé : DUBOULOZ, Docteur-médecin.

## OBSERVATION recueillie par M. Tavernier,

Docteur-médecin-chirurgien, à Thonon

Je soussigné déclare que, bien que j'aie entendu citer de nombreux cas de guérisons opérées par les eaux de Thonon, dites de la Versoye, je n'ai pu recueillir que très peu d'observations sur leur efficacité, attendu qu'il ne m'était pas permis de les conseiller sans en connaître l'analyse, qui n'a été faite que cette année ; cependant quelques-uns de mes malades en ayant fait usage sans mon avis et de leur propre volonté, j'ai pu en constater les bons effets dans le cas ci-après :

Le sieur Dupraz (Jean), de Lullin, âgé de soixante-dix-huit ans, atteint depuis longtemps d'une cystite muqueuse négligée, finit, en juin de l'an passé, par avoir des douleurs très aiguës dans le bas-ventre et des rétentions d'urine qui nécessitèrent le cathétérisme pendant plusieurs jours, jusqu'au moment qu'il lui fut conseillé d'user pour boisson de l'eau de Thonon, ce qui ne tarda pas de faire cesser la rétention et les douleurs, et dissipa peu à peu le catarrhe en moins de deux mois. Dès lors, ce vieillard a eu plusieurs ressentiments, qui ont disparu rapidement chaque fois qu'il a pu user de cette eau alcaline. Je l'ai encore rencontré le mois dernier ; il était en bonne santé et n'éprouvait pas le moindre malaise du côté de la vessie.

Thonon, ce 29 septembre 1860.

Signé : TAVERNIER, Dr-méd.-ch.

---

## OBSERVATIONS recueillies par M. Geoffroy,

Docteur-médecin, à Thonon

Au nombre des observations pathologiques qui vous ont été transmises, permettez-moi d'ajouter des faits qui, s'ils ne sont pas très importants, prouvent d'une manière évidente que nos eaux de la Versoye possèdent une action thérapeutique bien marquée sur les fonctions de l'organisme.

### Première Observation

Mlle Joséphine X..., âgée de quinze à seize ans, blonde, dont la peau est délicate et blanche, était, depuis l'âge de dix ans, atteinte d'éphélides lentigineuses ; ces taches de rousseur occupaient le nez et la pommette, et, quoiqu'elles ne fissent pas de progrès, elles ne faisaient pas moins le désespoir de cette jeune personne. Dans l'espoir d'une guérison prompte et assurée, elle fréquenta pendant trois semaines les eaux, et, grâce aux lotions journalières et à leur emploi intérieur, elle fut entièrement débarrassée de ce qu'elle appelait sa laideur.

### Deuxième Observation

M. M...., négociant à Genève, ayant passé plusieurs saisons aux bains d'Evian, pour quelques écarts de jeunesse, sans obtenir d'amélioration, se vit, sur la renommée toujours croissante des eaux de la Versoye, dans l'obligation de les visiter. Il se décida donc à se rendre à Thonon, malgré l'avis contraire d'un de ses amis qui se trouvait dans les mêmes conditions. Six semaines au plus suffirent pour que la guérison de M. M... fut complète, et l'ami, qui dédaignait d'abord les moyens précieux de ces eaux, fut à son tour obligé d'y recourir pour obtenir la guérison d'un catarrhe chronique de la vessie, très ancien. Ces faits sont d'ailleurs confirmés par la lettre de M. M..., riche négociant à Genève.

### Troisième Observation

Mlle Eugénie L..., âgée de 35 ans, portait depuis plusieurs années, à la partie supérieure du sternum, une vaste ulcération de nature syphilitique contre laquelle elle n'avait employé aucun moyen de guérison. Cette malheureuse, n'ayant confiance qu'en l'efficacité des eaux de la Versoye, eut la constance, pendant un mois, de faire d'abondantes lotions sur cette partie et d'en continuer l'usage à l'intérieur jusqu'à ce jour. Cette plaie est cicatrisée totalement ; un traitement syphilitique, je n'en doute pas, complètera la guérison radicalement.

Du 1er octobre 1860.

Signé : Geoffroy, Docteur-médecin.

Les distingués praticiens, auteurs des observations qui précèdent, ont proclamé l'efficacité de l'usage de l'eau de Thonon en de multiples affections internes ; la dyspepsie, les troubles des voies urinaires en première ligne leur en ont paru nettement justiciables ; mais il est une qualité inattendue, découverte par le grand public, à commencer par saint François de Sales, et confirmée par les observateurs médicaux, dans ces eaux bienfaisantes, c'est leur action cicatrisante des plaies, curative des ulcères. Qu'on ne s'attende pas à ce que nous mettions cette eau en parallèle avec l'eau boriquée pour semblable usage ; mais il en découle naturellement une réflexion : si l'eau de Thonon guérit l'ophtalmie de saint François de Sales, les plaies de milliers de blessés depuis trois siècles, les ulcères ultra-suspects de M^lle^ Eugénie L... (voir ci-dessus observation du D^r^ Geoffroy), c'est qu'elle est microbicide ; qu'elle le soit par sa teneur minéralisatrice, c'est possible ; mais elle l'est sûrement par son action anticatarrhale, **due à ses principes benzoïques**. Et, en effet, quel bouillon de culture plus favorable aux germes microbiens qu'une lymphe catarrhale ? Or, ce bouillon actif, germinatif de l'ennemi intérieur, l'eau de Thonon le combat, le supprime.

Si donc on ne l'emploie plus comme on l'a fait pendant des siècles au pansement des plaies, qu'on l'applique au lavage interne de l'organisme, à sa défense en temps d'épidémie; si d'autres eaux minérales sont précieuses comme boisson incapable de communiquer les deux principales maladies d'origine hydrique *(la fièvre typhoïde et le choléra)*, combien le sera davantage celle qui nous intéresse !

Elle est une eau de table délicieuse, l'eau de cristal des poètes, et elle a l'action d'une eau phéniquée qu'on pourrait ingérer largement ; elle est *microbicide* et *potable*.

V

# EXTRAIT

DU

# DICTIONNAIRE DES SCIENCES MÉDICALES

TOME XVII

## LES EAUX MINÉRALES DE THONON, dites de LA VERSOIE [1]

d'après A. ROTUREAU

« **Thonon** (eaux minérales de), *athermales*, *amétallites*, *carboniques faibles*, *balsamo-résineuses*, dans le département de la Haute-Savoie, chef-lieu d'arrondissement, au centre de la portion méridionale du bassin du Léman, à 33 kilomètres de Genève. La ville de Thonon a 6.000 habitants ; elle est bâtie sur un plateau au bord du Lac, d'où la vue découvre la chaine du Jura, les collines de la Suisse française, les montagnes de la Franche-Comté, les Alpes bernoises, les Dents du Midi et d'Oche, derniers contreforts de la chaine du Mont-Blanc qui, s'abaissant brusquement à l'embouchure du Rhône dans le lac, finit par une série de pics dont la hauteur s'abaisse en se rapprochant du cours inférieur du fleuve, au-dessous de Genève. Deux sources connues du temps des Romains, ainsi que le démontrent les débris de tuyaux et de vases de cette époque, appartiennent aujourd'hui à la municipalité de Thonon, qui fait bât'r l'établissement et se charge d'embouteiller les eaux destinées à l'exploitation.

(1) *La Versoie :* nom local du lieu d'émergence des sources des Eaux minérales de Thonon-les-Bains. (Source Saint-François et Source des Romains).

« Ces sources émergent d'un terrain d'alluvion à 1.800 mètres au sud-ouest de la ville, au lieu dit *La Versoie*. Elles se nomment la *source Saint-François*, et la *source des Romains*. Les fontaines sont au pied des ruines du château des Allinges, célèbre par le souvenir de saint François de Sales. Les roches sur lesquelles sont assises les fondations du château sont composées de stratifications de grès jurassique qui contiennent une quantité notable de succin. Le plateau de la Versoie est à 461 mètres au-dessus du niveau de la mer, et son air renouvelé par la brise du lac a toujours une température supportable, même pendant les grandes chaleurs de l'été.

« Cette eau est très limpide, elle est traversée par quelques bulles gazeuses d'un assez gros volume qui s'épanouissent à sa surface, ou qui viennent se fixer en perles brillantes dans le verre avec lequel on la puise. Son odeur balsamique ou résineuse n'est pas déplaisante et donne une place à part à l'eau de la Versoie dans le cadre hydrologique. Son goût est agréable et elle est légère à l'estomac. Elle a servi pendant longtemps d'eau de table.

« Elle rougit légèrement les préparations de tournesol. Sa température est de douze degrés centigrades.

« Le débit des sources, dont les caractères sont communs, est de 3.600.000 litres en vingt-quatre heures.

« L'analyse des deux sources de la Versoie faite en 1859 par M. Calloud, pharmacien à Chambéry, a été répétée la même année par Henry (Ossian père). Ces deux chimistes ont reconnu que 1.000 grammes de l'eau de chacune des deux sources de la Versoie renferme les principes suivants :

| **PRINCIPES MINÉRALISATEURS** PAR LITRE | *Source Saint-François* | *Source des Romains* |
|---|---|---|
| | grammes | grammes |
| Acide carbonique libre | 0,030 | 0,032 |
| Air atmosphérique | Indéter. | Indéter. |
| Bicarbonate de chaux | 0,280 | 0,302 |
| — magnésie | 0,092 | 0,101 |
| — soude | 0,028 | 0,030 |
| — potasse | sensib. | sensib. |
| Chlorure alcalin | 0,010 | 0,010 |
| Sulfates de soude et de chaux | 0,020 | 0,017 |
| Phosphate terreux | 0,017 | 0,016 |
| Silice et alumine / Sesquioxyde de fer / Manganèse | 0,052 | 0,045 |
| Matière organique de l'*humus* un peu résineuse balsamique | pl. ab. | traces |
| TOTAL | 0,529 | 0,553 |

« Calloud et Henry sont d'accord sur les principes fixes et gazeux contenus dans l'eau des sources de la Versoie. Ces chimistes ne diffèrent que sur la matière organique. Calloud dit qu'elle est balsamique ou balsamo-résineuse ; Henry assure qu'elle est résineuse seulement. Nous n'insisterons pas sur les raisons données par ces deux chimistes après des essais nombreux. Nous nous contentons de mentionner que M. Jules Lefort, et le docteur Genoud, de Thonon, ont trouvé que l'odeur benzoïque ou vanillée de l'eau de la Versoie persiste pendant six mois au moins, et qu'elle peut réapparaître après avoir cessé pendant un certain temps. Ces deux derniers expérimentateurs se sont assurés qu'elle renferme une notable proportion d'acide formique.

« Nous ne voulons pas discuter la nature chimique exacte de la matière organique contenue dans l'eau de la Versoie et qui lui donne un arôme particulier, rare assurément, mais non spécial, ainsi qu'on peut s'en assurer en consultant les analyses de plusieurs autres sources minérales et thermales de l'Europe. Il est en effet assez inutile aux médecins, préoccupés seulement de l'action thérapeutique des eaux, de savoir si l'odeur aromatique vient des roches qu'elles traversent et du succin qu'on y trouve, ou de l'acide benzoïque et formique venant des plantes qui croissent sur les plateaux supérieurs aux terrains où elles émergent.

« **Etablissements.** — Ils se composent d'un hôtel des Bains et d'une maison où se trouvent une buvette et une section de bains et de douches avec les appareils les plus récents. Le bâtiment de la buvette, des bains et des douches, s'élève sur un boulevard de 1 kilomètre de longueur, nouvellement tracé, qui conduit à une source ferrugineuse voisine, nommée la *Source de Marclaz*. C'est ce boulevard qu'on désigne sous le nom de *Corniche du Léman*.

« **Mode d'administration et doses.** — Nous ne pouvons renseigner encore d'une manière définitive sur le mode d'administration et les doses de l'eau des sources de Thonon qui sont appliquées depuis trop peu de temps. On sait cependant qu'elles doivent être prises en boisson, en quantité variable, suivant les effets qu'on veut obtenir. Elles doivent être ingérées par verres, le matin, à jeun, de quart d'heure en quart d'heure. Il faut commencer par de petites doses et terminer par 6 où même 10 verres. La durée des bains est d'une heure en général, et celle des douches de dix minutes à un quart d'heure. Ces douches ont une pression qui peut dépasser trois atmosphères et doivent être graduées suivant la percussion plus ou moins intense que l'on veut produire.

« **Action physiologique et thérapeutique.** — L'eau de la Versoie, employée à l'intérieur, même à faible dose, produit rapidement une diurèse abondante et impérieuse. Cette action physiologique est d'autant plus marquée que les organes urinaires ont conservé une intégrité plus complète.

« S'ils sont altérés dans une ou plusieurs de leurs parties, l'effet diurétique est moins prompt et moins marqué, mais il s'observe toujours. Cette première vertu a été mise à profit chez les graveleux et chez les catarrheux, que le mucus ou même le pus viennent du rein, de l'uretère ou de la vessie. Ces eaux modifient favorablement les diathèses uriques et oxaliques, et l'on doit alors les prescrire en assez grande quantité et assez longtemps sans craindre d'affaiblir les malades comme aux stations bicarbonatées fortes de Vichy, de Vals, etc. C'est probablement les bicarbonates et les sulfates qui expliquent les propriétés dissolvantes et calmantes des eaux de Thonon, tandis que c'est leur substance balsamo-résineuse qui donne la clef de leur action thérapeutique puissante dans les catarrhes des voies urinaires. Nous n'attachons toutefois qu'une importance médiocre à cette distinction. Nous avons dit trop de fois pour y insister davantage que nous nous en tenons exclusivement à la puissance curative des eaux et que l'expérience pratique est notre unique criterium. Les inductions et les hypothèses sont en effet souvent dangereuses en hydrologie.

« L'usage intérieur de cette eau parait modifier utilement aussi les affections des voies aériennes, et surtout celles qui sont dues à une inflammation chronique de leur membrane muqueuse, accompagnée d'une sécrétion trop abondante.

« La facilité avec laquelle l'estomac accepte l'eau de la Versoie, sa grande légèreté, justifient son indication dans toutes les affections stomacales, où il est nécessaire de favoriser l'assimilation des aliments, d'augmenter l'appétit et de rendre les digestions plus promptes et plus faciles.

« C'est pour cela qu'il est bon de conseiller ces eaux dans les dyspepsies et les embarras gastriques, que l'eau de la Versoie soulage promptement et guérit presque toujours.

« C'est cette eau à l'intérieur qui convient à peu près exclusivement dans les états pathologiques dont nous venons de parler, tandis que ce sont les bains seuls qui doivent être conseillés dans certaines affections cutanées : l'impétigo, l'eczéma et le psoriasis, lorsque ces maladies sont accompagnées de rougeurs ou de sécrétions produites par un état inflammatoire.

« Nous ne pouvons nous étendre davantage sur les propriétés curatives de ces eaux qui remplaceront assurément dans la contrée celles de Contrexéville et de Vittel, et qui arriveront à être rangées sur la même ligne que celles d'Evian, dont elles ne sont éloignées que de 9 kilomètres. La fréquentation de ces sources est encore trop récente pour qu'on puisse porter un jugement définitif.

« La *durée de la cure* est de vingt-cinq à trente jours.

« La bonne conservation de ces eaux dans un vase clos, ce qu'explique d'ailleurs aisément leur composition élémentaire, permet d'assurer leur exportation sur une grande échelle.

« A. Rotureau. »

# VI

# EXTRAIT D'UN RAPPORT

Fait par

**M. le docteur Albert ROBIN**

*A l'Académie de Médecine de Paris, le 29 novembre 1892*

La côte occidentale du lac de Genève, de Saint-Julien à Meillerie, est formée par une large bande d'alluvions détachées des montagnes voisines et reposant sur des formations jurassiques.

Ces alluvions sont traversées par d'épaisses couches de glaise, qui canalisent en quelque sorte les eaux pluviales. Ces dernières lessivent les roches qu'elles traversent et se chargent d'une certaine quantité de magnésie, de soude et de potasse. Ainsi peut s'expliquer la légère alcalinité des sources de **Thonon**, Amphion et Evian, dont l'origine commune n'est pas douteuse.

# VII

## *Analyse d'un échantillon d'eau minérale de la Versoie*

*(Source Saint-François)*

A THONON-LES-BAINS

**Prélevé suivant procès-verbal de constat de M. le Maire de Thonon-les-Bains en date du 14 Octobre 1896**

| | |
|---|---|
| Bi-carbonate de chaux | 0,274 |
| — de magnésie | 0,094 |
| — de soude et de potasse | 0,020 |
| Chlorures | 0,0003 |
| Sulfates de soude et de potasse | 0,017 |
| Sulfate de chaux | 0,021 |
| Phosphate | traces |
| Silice | 0,022 |
| Fer et alumine | 0,001 |
| Matieres organiques | 0,002 |
| | 0,4513 |

L'analyse que j'ai faite de l'eau de la Versoie, source Saint-François, a montré que cette eau avait conservé très sensiblement la composition qui lui avait été assignée autrefois par Ossian Henry.

Cette eau présente une odeur aromatique très nettement perceptible : elle doit renfermer une proportion très notable d'acide carbonique libre mais le dosage de cet élément ne peut être fait qu'à la source.

*Paris, 21 novembre 1896.*

Signé : **Ch. BARDY,**

Directeur honoraire du Laboratoire du Ministère des Finances.

## ANALYSE COMPARATIVE par M. Ch. BARDY

*Directeur honoraire du Laboratoire du Ministère des Finances*

21 NOVEMBRE 1896

**EAU DE THONON**

| | |
|---|---|
| Bi-carbonate de chaux | 0,274 |
| — de magnésie | 0,094 |
| — de soude }<br>— de potasse } | 0,020 |
| Chlorures | 0,0003 |
| Sulfates de soude et de potasse | 0,017 |
| Sulfate de chaux | 0,021 |
| Phosphates | traces |
| Silice | 0,022 |
| Fer et alumine | 0,001 |
| Matière organique | 0,002 |
| | 0,4513 |
| Résidu à 110°. | 0,324 |
| Résidu au rouge sombre. | 0,271 |

**EAU D'ÉVIAN**

| | |
|---|---|
| Bi-carbonate de chaux | 0,278 |
| — de magnésie | 0,106 |
| — de soude | 0,014 |
| — de potasse | 0,004 |
| Chlorures | 0,001 |
| Sulfates de soude et de potasse }<br>Sulfate de chaux } | 0,014 |
| Phosphates | 0,001 |
| Silice }<br>Fer et alumine } | 0,029 |
| | 0,447 |
| Résidu à 110°. | 0,331 |
| Résidu au rouge sombre. | 0,272 |

# VIII

# Thèse inaugurale du docteur G. Lochon

1896

Voici le dernier ouvrage en date, sinon en importance, traitant de l'eau de Thonon.

Le docteur Lochon a eu la pensée patriotique de consacrer sa thèse inaugurale[1] à cette étude, qu'il a considérablement agrandie, par des développements géologiques et climatériques ; ce travail est très complet : le captage, avec les découvertes archéologiques auxquelles il donna lieu, le chimisme de l'eau, poussé fort loin au laboratoire d'hydrologie médicale de Bagnères-de-Luchon, enfin la thérapeutique, y sont fort bien présentées, avec la plus parfaite entente du sujet, et, ce qui ne gâte rien, sous une forme littéraire très appréciable.

---

(1) Cette thèse a fait à l'Académie de médecine le sujet d'une communication spéciale de ***M. Albert Robin,*** membre de cette académie, et chargé par M. le Ministre de l'intérieur du Rapport général du Service médical des Eaux minérales françaises :

« M. le docteur Lochon, médecin à Thonon-les-Bains (voir rapport de « A. Robin, 15 juin 1899), a fait une étude climatologique, hydrologique et « thérapeutique de cette station. Après avoir décrit tout ce qui concerne la « climatologie de cette localité, l'auteur étudie ses conditions géologiques « et ses sources, dont la description est ornée de planches fort instructives. « L'Eau de ces sources a été de la part de notre confrère l'objet d'une étude « approfondie tant au point de vue des propriétés physiques que de son « analyse chimique et microbiologique, de ses actions physiologique et « thérapeutique.

« Ces Eaux minérales bicarbonatées manganésiennes légèrement « ***balsamiques,*** arsenicales et cuivreuses, semblent agir principalement « comme eaux de lavage (maladies des organes urinaires) et en augmentant « les oxydations organiques.

« Cet ouvrage, en un mot, conçu avec clarté et une connaissance « parfaite de tout ce qui concerne la station, constitue un ensemble de « documents qui complètera avec fruit l'histoire scientifique d'une station « chaque jour plus fréquentée. »

Eh bien ! le jeune praticien de Thonon, bien qu'il apporte dans sa longue monographie la rigueur scientifique moderne avec toutes ses exigences de précision, ne peut que confirmer les affirmations de ses aînés professionnels : il mentionne, au passage, les travaux que nous venons de citer, il les discute et les adopte ; il y joint d'autres relations plus récentes, œuvres des docteurs Genoud et Vauttier ; il apporte son contingent d'observations fort concluantes :

### Première Observation

SALPINGITE — CYSTITE — GUÉRISON

Mme M. M..., trente-deux ans, habitant Lyon (Croix-Rousse), atteinte de salpingite et incomplètement traitée depuis quinze mois, arrive à la consultation gratuite du docteur Laroyenne, souffrant de violentes douleurs vésicales. Les mictions sont impérieuses, fréquentes (quinze par nuit), l'urine albumineuse et trouble. Après chaque émission, sensations douloureuses dans le canal de l'urèthre.

Ces symptômes duraient depuis deux mois. Nous lui pratiquons deux lavages de vessie à l'eau de Thonon et lui ordonnons de boire deux à trois bouteilles par jour de la même eau. Pas d'autre traitement.

Quinze jours après, les douleurs ont presque complètement cessé, l'urine a repris sa coloration normale.

### Deuxième Observation

NÉPHRITE AIGUE

Françoise B..., 42 ans, dévideuse en soies, entre à l'Hôtel-Dieu, dans le service du docteur H. Mollière, salle Sainte-Marie, n° 5, le 3 janvier 1896.

Comme antécédents héréditaires, cette malade donne les renseignements suivants : mère morte du diabète à cinquante ans, père mort accidentellement ; comme antécédents personnels, nous apprenons qu'elle a eu la rougeole et la scarlatine à l'âge de quinze ans. A la suite de la scarlatine, la malade déclare avoir été sujette aux palpitations de cœur, elle ne pouvait s'amuser avec ses compagnes, ni monter les étages sans être essoufflée. Elle ne sait dire si elle avait à cette époque de l'albuminurie dans les urines.

A vingt ans, fièvre typhoïde. Mariée à vingt-deux ans, six enfants. Depuis sa dernière couche, la malade se plaint sans cesse de l'essoufflement et de l'enflure, et malgré des potions de digitale et de caféïne qu'elle prend à intervalles plus ou moins réguliers, l'amélioration est peu sensible.

Le 2 janvier 1896, essoufflement extrême, cyanose : la malade se décide à entrer à l'Hôtel-Dieu.

Dans son lit, elle ne peut rester couchée, la cyanose est complète, l'œdème a envahi les membres inférieurs et le ventre. Ascite. Pas de sommeil.

A l'auscultation, on diagnostique dilatation du cœur droit et myocardite. Pas de souffle.

Rien aux poumons, pas de fièvre.

Les urines sont rares (225 grammes en 24 heures), rouges, très albumineuses (2 grammes d'albumine par litre).

Régime lacté (3 litres).

Pendant trois jours, infusion de feuilles de digitale (0 gr. 50) pour régulariser le cœur. Huit jours après l'institution de ce traitement, la quantité des urines est encore bien faible (de 350 à 370 grammes par 24 heures).

On lui donne alors une bouteille par jour d'eau de Thonon que nous conseillons de boire en grande partie dans la matinée. Elle refuse d'abord de continuer ce nouveau traitement, trouvant l'eau minérale trop crue. Mais après deux jours ses idées changent au point qu'elle réclame chaque matin sa bouteille d'eau. C'est qu'en effet, après l'absorption de la première bouteille, les urines s'étaient élevées au taux de 750 grammes.

Deux jours après, elles atteignent 1200 grammes, puis deux litres. La quantité d'albumine par litre, dosée tous les trois ou quatre jours, diminuait aussi sensiblement, si bien que le 11 mars, la malade sort de l'Hôtel-Dieu complètement guérie, l'asystolie a disparu ainsi que les œdèmes et l'ascite. La malade peut se coucher et dormir. Elle urine plus de deux litres par jour et n'a plus dans ses urines que des traces d'albumine.

### Troisième Observation

### TROUBLES VÉSICAUX DANS L'ATAXIE LOCOMOTRICE

Claude C..., 53 ans, employé de mairie, à Lyon, est entré dans le service du docteur H. Mollière, à l'Hôtel-Dieu, le 11 février 1896, pour ataxie locomotrice progressive. Il possède dès son entrée tous les signes principaux de la maladie de Duchêne : douleurs fulgurantes dans les lombes et les membres inférieurs. Troubles de la sensibilité dans les doigts (sphère du nerf cubital), absence du reflexe rotulien. Troubles céphaliques et oculaires, abolition de la coordination des mouvements, signe de Romberg, oppression et troubles légers laryngiens, rien au cœur, ni au poumon, pas d'albumine.

Bien que le malade nie tout antécédent spécifique, on lui constitue dès son entrée le traitement ioduré.

Huit jours après son entrée, il est pris de douleurs vésicales très vives avec rétention d'urine. En même temps la constipation s'établit. Celle-ci, combattue par les pilules de Magario est vite enrayée tandis que les troubles urinaires persistent. Le malade est sondé régulièrement deux fois par jour et chaque fois on retire des urines en petite quantité et quelque peu purulentes. Après douze jours, le malade ne pouvant toujours pas uriner reçoit régulièrement une bouteille d'eau de Thonon dont il boit trois verres le matin à jeun et le reste dans la journée ; au dixième jour, il est surpris de pouvoir uriner et de voir ses urines redevenir peu à peu claires et normales.

Le 1er juin, nous revoyons le malade, les troubles urinaires n'ont point reparu ; la quantité d'urine émise journellement est normale.

# IX

# OBSERVATIONS & TÉMOIGNAGES

## Recueillis en 1897-1898-1899

### OBSERVATION du docteur Boccard, de Thonon

ICTÈRE INFECTIEUX

Le nommé Valentin . . ., manœuvre, âgé de 19 ans, atteint d'ictère, entre à l'hôpital, salle Saint-François, n° 4, le 20 novembre. Le malade n'ayant pas d'autre antécédent pathologique qu'un panaris chronique, datant de deux mois et demi, et siégeant sur l'auriculaire de la main gauche, le diagnostic porté est celui d'ictère, infection à la suite de suppuration. La cause de la suppuration est un sequestre qui est ôté ; puis cautérisation de la cavité avec de la glycérine créosotée, et pansement au bicarbonate de soude.

Le régime suivant est institué : le matin, 2 litres d'eau de Thonon, pris par doses de 250 grammes tous les quarts d'heure ; à midi et le soir, régime mixte. La suppuration est tarie au bout de 8 jours ; la diurèse s'établit rapidement, les urines s'éclaircissent, deviennent très abondantes, en même temps que les selles reprennent de la couleur.

Actuellement, après seize jours de traitement, le malade ne présente qu'une teinte subictérique et entre en convalescence.

Le docteur Boccard ajoute à cette observation la mention d'une douzaine de fièvres typhoïdes hyperpyrétiques qu'il a traitées par des bains et des lavements à l'eau de Thonon ; aucun malade ne présente d'accidents, la durée de la maladie varia de 40 à 50 jours.

## OBSERVATIONS du docteur Denarié

### GRAVELLE RÉNALE

Mme X..., 59 ans ; religieuse, dirige un grand nombre de communautés, voyage par conséquent beaucoup, mais fait peu d'exercice musculaire.

Constitution pléthorique.

Tempérament arthritique.

Elle a eu déjà des attaques de coliques néphrétiques. Elle veut essayer des eaux de Thonon contre sa lithiase rénale.

Urine peu abondante, acide, d'une densité de 1014.

Malade *sudorale*, c'est-à-dire suant à profusion à la moindre marche sous l'influence des eaux de Thonon avant que ces eaux n'aient été prises en quantité suffisante pour produire leur effet diurétique.

La cure commence par 300 grammes d'eau, absorbés le matin. Bain quotidien.

La première semaine de traitement amène une augmentation notable des urines qui deviennent claires et perdent leur acidité. La malade se sent bien ; elle digère surtout beaucoup mieux. Mais elle éprouve par tout le corps un prurit assez fréquent au début d'une cure par l'eau de Thonon chez certaines personnes.

Pendant la deuxième semaine, la malade boit chaque jour 900 grammes d'eau ; toujours bain quotidien ; repos absolu dans la matinée pour éviter la sudation.

La malade commence à émettre des graviers, mais peu nombreux.

Troisième semaine : la malade entre dans cette période du traitement que j'appelle *en Rivière*. Elle boit deux litres d'eau minérale par jour. Alors commence le véritable phénomène de la *dilution*, c'est-à-dire l'entraînement mécanique, le lavage des tubes, canaux, réservoirs, où, comme le dit Esbach, l'accident calcul est en pleine évolution.

A la fin de sa cure, la malade vient me voir, ravie, triomphante. Elle me remet délicatement une petite boite ayant servi à contenir des pilules, et littéralement remplie de grains petits, ronds, d'un jaune d'ocre, qui ne sont autres que de la gravelle miliaire d'acide urique.

Conclusion :

Les eaux de Thonon, très faibles de minéralisation, mais faciles à boire et à digérer, sont des eaux par excellence contre la gravelle.

Je termine mon observation en rappelant le mot d'Esbach : « Les eaux minérales influencent toujours la réaction de « l'urine par leur alcalinité plus ou moins grande ; mais seules, « les *eaux faibles*, les seules que nous admettions, apportent « en même temps la *dilution* ».

Juillet 1898.

---

Sœur A..., religieuse, donnant des soins aux malades, dirige une grande communauté dans une grande ville, et se fatigue beaucoup en veillant et en montant et descendant des escaliers; elle souffre depuis longtemps d'oppression et de battements de cœur ; elle a de l'œdème des jambes. Pas d'appétit, grande faiblesse générale ; urines rares, sans albumine.

Cas pathologique : hypertrophie excentrique du cœur ; insuffisance mitrale, augmentation du volume du foie, catarrhe des voies biliaires.

Le symptôme le plus en vue est, au moment où j'observe la malade pendant l'été de 1898, l'hypertrophie du foie.

J'essaie l'eau de Thonon par petites doses prises à longs intervalles, le matin à jeun.

Le traitement est bien supporté : au bout de dix jours, augmentation de la quantité des urines, léger effet purgatif produit par les eaux.

La malade continue son traitement et arrive vers le 15e jour à augmenter considérablement la quantité d'eau absorbée chaque matin ; alors les urines deviennent claires et abondantes, le foie devient moins lourd, moins sensible à la pression, l'œdème a diminué. La malade part satisfaite.

Cette année, 1899, la bonne religieuse revient à Thonon-les-Bains dans un état aussi précaire que celui de l'année précédente : son foie a grossi, l'état du cœur est mauvais, l'œdème très accentué, ainsi que l'oppression ; l'appétit nul.

Le traitement par l'eau de Thonon est repris et produit exactement les mêmes effets que ceux que j'ai relatés plus haut, mais d'une manière beaucoup plus accentuée.

Très améliorée, très satisfaite, la malade part après un séjour de deux mois, non sans emporter avec elle une provision d'eau de Thonon dont elle fait sa boisson quotidienne et celle de nombreux malades auprès desquels elle a repris allègrement sa précieuse mission et qu'elle fait bénéficier, selon les cas, de ce breuvage utile et agréable.

Conclusion :

Ce qui intéresse dans cette observation c'est que l'affection cardiaque a été ralentie, peut-être arrêtée dans sa marche progressive.

L'œdème a totalement disparu, grâce à l'effet diurétique des eaux ; le foie lui-même a repris son volume normal. Mais le fait le plus appréciable est celui-ci : la tension vasculaire n'a pas été augmentée malgré la grande quantité d'eau absorbée, grâce au passage rapide de celle-ci dans le courant circulatoire ; de là, le soulagement du muscle cardiaque.

J'ajoute que les eaux minérales de Thonon opèrent un lavage admirable du sang dont les propriétés vitales augmentent considérablement ; de là, l'augmentation des forces, de là le bien-être faisant place à la fatigue, à l'abattement.

## OBSERVATION du docteur Girod

### ARTHRITISME

M. X..., 49 ans, homme d'affaires et écrivain, un surmené cérébral, habitant le Nord, est fils et petit-fils de goutteux ; il y a quelque vingt-deux ans, il s'inquiéta fort d'une bronchite chronique rebelle à tout traitement et consulta à Paris le professeur Lasègue qui lui dit brutalement et prophétiquement tout ensemble : « Félicitez-vous de vos origines goutteuses ; car votre bronchite, sans cela, deviendrait tuberculeuse ».

Et, de fait, M. X... tousse impunément depuis vingt-quatre ans.

De tels antécédents, joints à une vie singulièrement active, intellectuellement surtout, produisirent naturellement en lui des troubles de nutrition générale ; son organisme perdit de ses propriétés réductrices, et l'arthritisme fit en lui son apparition sous forme de migraines, de dyspnées faciles, et enfin de phénomènes d'hyperchlorhydrie gastrique non constante, mais de plus en plus fréquente, sous l'influence probable d'une névrose splanchnique.

En 1897, un saignement de nez « formidable », qui ne céda qu'à l'application d'un vésicatoire sur la région du foie, lui inspira des craintes sérieuses, et il fut envoyé à Vichy. Il éprouva de sa cure une grande amélioration, se crut guéri, et renouvela son surmenage d'existence ; il se dépensa d'une manière excessive, brûlant, comme dit l'autre, son phosphore par tous les bouts.

C'est alors (en 1898) que, par suite de notre amitié de jeunesse, il me fit l'honneur de me consulter.

C'était à cette époque un homme gros, gras, de teint coloré, même couperosé; très essoufflé, buvant et mangeant beaucoup par suite de son hyperchlorhydrie qu'il traitait par une alimentation fréquente, et substantielle, et longue à digérer, refusant l'usage du bicarbonate de soude, depuis qu'un médecin, se trompant en bonne compagnie, — avec Trousseau, — avait accusé devant lui ce médicament de causer de ces hémorrhagies nasales qui l'avaient tant effrayé en 1897.

Cependant, le cœur était indemne de toute lésion valvulaire ; on y percevait un souffle léger, intermittent et mesosystolique ; le malade, toutefois, se plaignait vivement de palpitations pénibles, se produisant surtout après les repas, à la suite de libations non excitantes, agissant mécaniquement ; pouls faible, régulier ; pas d'artériosclérose.

Pas de dilatation de l'estomac ; foie tuméfié ; intestin paresseux, de fonctionnement irrégulier, allant de la constipation à la diarrhée ; urines foncées, contenant des traces d'albumine.

Cet ensemble de phénomènes n'était pas très alarmant ; tout au plus, le malade était un candidat très proche à l'arthritisme définitif, à l'hépatisme de Fr. Glénard ; il était déjà atteint de cette diathèse hyperacide qui marque le trouble chimique des humeurs, par surabondance des produits d'oxydation incomplète, due au ralentissement de la nutrition ; en effet, M. X..., outre son excès d'acidité gastrique, si pénible, empoisonnant, disait-il, son existence par une terreur égale du mal et du remède, se plaignait de ne pouvoir suer sans que sa sueur fît un dépôt cutané légèrement croûteux, d'odeur très vinaigrée ; de n'avoir pas de coryza sans que l'écoulement nasal fût brûlant ; ou de selles diarrhéiques sans qu'elles fussent suivies d'eczéma anal.

Mais ses souffrances paraissaient vives, parfois atroces ; des lourdeurs de tête, des troubles visuels et une impotence et, parfois, une abolition complète de la volonté, rendaient difficile et souvent impossible tout effort intellectuel, jadis si aisé.

Des douleurs rhumatoïdes alourdissaient sa marche, ainsi qu'une véritable dyspnée d'effort ; ses digestions l'immobilisaient plusieurs fois par jour sur une chaise longue ; il se sentait devenir « poussah ».

« Il y a en moi, me disait-il très intelligemment, une tare, un vice qui appesantit ma vie ; mon bras est en coton, et je n'ai point de volonté. »

Son mal était la lenteur des échanges organiques, l'embâcle des déchets cellulaires; M. X... était un malade de Bouchard, un ralenti de la nutrition, heureusement à la période de réparation possible.

Je ne le rassurai qu'à demi ; car ce que j'avais à obtenir de lui était le plus difficile des traitements, puisqu'il comprenait une modification radicale de sa manière de vivre, un peu d'exercice méthodique, et une alimentation spéciale ; le malade depuis longtemps ne prenait ni vin, ni spiritueux ; mais il abusait de thé et de café : suppression désormais de ces toniques excitants, et eau de Thonon à tous les repas, d'une manière exclusive.

« J'y consens, me dit-il, à condition que vous m'expliquiez comment votre eau de Thonon aura une action que n'ont pas eue les toniques, les phosphates, et même les injections de liquides organiques. »

— Voici, mon cher malade : vos centres nerveux sont fatigués, sinon épuisés ; notez que cette impuissance partielle leur était plus facile, à cause de vos multiples origines arthritiques; dès lors, l'influx nerveux est distribué d'une manière défectueuse dans vos organes ; vos déchets cellulaires stagnent, ils encombrent vos canaux minuscules, vos tissus intimes, ils s'y modifient, ils s'y calcifieraient à la longue, et y produiraient des altérations anatomiques définitives ; en attendant, vos viscères s'engorgent, leur fonctionnement devient insuffisant. Insuffisance de votre foie, reconnaissable à la teinte jaunâtre de vos conjonctives oculaires, à l'atonie de vos digestions, au nuage albumineux de vos urines ; insuffisance de vos reins, insuffisance de vos poumons, qui ferait de vous, en se prolongeant, un asthmatique confirmé, un sénile hâtif. Eh bien ! l'eau de Thonon est une eau de diffusion plus complète et plus prompte que les autres ; grâce à sa minéralisation faible, mais spéciale et parfaite, elle est vingt fois plus pénétrante que l'eau ordinaire; elle imbibera vos tissus, les traversera intimement et rapidement, elle balaiera vos organes et leur rendra leur jeu normal. Essayez !

Cette terminologie technique ne parut pas trop moliéresque à M. X..; il se mit à boire de l'eau de Thonon, à la dose d'une bouteille puis, après dix jours, deux bouteilles par jour, aux repas.

Tous les symptômes morbides s'amendèrent successivement ; en premier lieu, la respiration fut améliorée, puis la digestion, qui passa de plus en plus inaperçue ; l'hyperchlorhydrie disparut, le résidu urinaire augmenta, désobstruant les tissus, dégageant les organes, les stimulant, les rénovant, activant la nutrition générale.

Ce fut une résurrection ; et le malade, après deux mois de ce régime, m'écrivit une lettre, véritable chant de triomphe, dans laquelle il me disait que, pour lui, l'eau de Thonon avait été une eau de Jouvence, comparaison aussi véridique que vieillotte qu'on trouve dans la bouche de toux ceux qui ont fait usage de l'eau de Thonon.

---

Ces observations démontrent que, de même que d'autres eaux similaires, et plus rapidement et plus profondément peut-être, les eaux de Thonon agissent sur les tissus organiques dans leur intimité cellulaire, et cela grâce à leur composition minéralisatrice qui, bien que faible, est parfaite : il y a corrélation absolue entre cette composition et les tissus des organes, quant à leur pouvoir dialytique, qui est infiniment supérieur à celui de l'eau ordinaire ; elles le pénètrent facilement et rapidement, comme le ferait un serum artificiel.

C'est donc leur qualité d'*osmose* très active ; c'est ce courant liquide qu'elles établissent au travers des cellules qui leur permet d'en forcer l'entrée, de les imbiber, d'en entrainer les déchets, d'en rénover la matière protoplasmique ; une telle action réitérée sur la cellule organique transforme l'organisme ; elle en éloigne, elle en chasse les altérations pathologiques, notamment l'arterio-sclerose à ses débuts, en en détruisant les matériaux au fur et à mesure de leur formation.

Ainsi l'eau de Thonon, qui active la nutrition cellulaire, est le remède logique à la nutrition ralentie et à ses nombreux méfaits ; toutes les maladies causées par le *ralentissement de la nutrition* trouvent dans cette eau un médicament efficace, nous citerons l'oxalurie, la gravelle, le diabète, l'obésité, les lithiases hépatique et urinaire ; la goutte enfin et ses dérivés, l'asthme et les migraines.

Cette manière de voir, conforme à la doctrine, et justifiée par la clinique, est celle de M. le docteur A. Reech, médecin principal de l'armée, en retraite, qui a fixé sa résidence à Thonon-les-Bains ; son témoignage nous est précieux à plus d'un titre ; ses observations personnelles lui ont permis d'étendre le champ d'action de ces eaux et de les voir très nettement efficaces contre des affections qui n'étaient pas encore citées parmi les maladies, pourtant nombreuses déjà, reconnues justiciables de leur usage, par exemple les migraines et surtout l'asthme.

# CONCLUSION

Nous regrettons que le cadre de ce modeste exposé ne nous permette pas une reproduction plus étendue des travaux relatifs à l'eau de Thonon.

Eau de table et eau médicale, elle a pour elle l'empirisme des siècles *(Source des Romains, Source Saint-François)*, elle a triomphé de l'épreuve scientifique la plus sévère ; elle est l'eau de l'avenir.

Disons, pour finir, que son efficacité est puissamment aidée sur place par le milieu sain et charmeur qu'est la gracieuse station de Thonon-les-Bains, où le ciel est double, disait Michelet, contemplant l'azur d'en haut et celui plus intense du Lac enchanteur.

Grâce aux ressources de la Société des Eaux minérales de Thonon-les-Bains (capital 1 million) ces trésors sont activement mis en valeur pour le plus grand bien de ceux qui viendront y chercher le calme et la fraîcheur de l'âme, et la santé du corps.

Thonon-les-Bains, janvier 1900.

# GÉOGRAPHIE

Il est superflu de décrire les bords du Lac Léman, visités chaque année par d'innombrables touristes.

***Genève, Lausanne, Vevey, Montreux,*** font l'ornement de la rive suisse.

Non moins belle, quoique moins connue, est la rive française. Peuplée de villas, de résidences, de châteaux, rendez-vous du grand monde, du public élégant et riche, ce petit coin privilégié de la terre française se transforme d'année en année et devient, pendant la belle saison, le centre des plus séduisantes attractions. Ces résultats sont dus aux beautés incomparables du site, aux conditions climatériques, aux facilités de communication et à l'efficacité de ses eaux.

***Thonon-les-Bains*** est une ville de 6.000 habitants, coquettement située au bord du lac Léman, aux pieds des derniers contreforts des Alpes de Savoie.

Sous-préfecture du département de la Haute-Savoie, elle est le centre le plus important de la rive française du Léman. Les bateaux de la Compagnie de Navigation qui touchent son beau port et la ligne du P.-L.-M. la relient à la France, à la Suisse et à l'Italie.

Le baigneur peut y venir : de Londres, en 24 heures ; de Paris, en 12 heures ; de Marseille, en 10 heures ; de Lyon, en 5 heures ; de Genève ou de Lausanne, en 1 heure.

***Thonon-les-Bains*** est à la fois station climatérique et station balnéaire.

Bâtie sur le rebord de l'immense plateau qui s'étend du Salève aux Dents d'Oche, la ville est à 430 mètres au-dessus du niveau de la mer. Cette altitude moyenne est précisément celle conseillée aux malades atteints de certaines affections organiques, incapables de supporter sans accidents des pressions atmosphériques inférieures, ou qui ne peuvent, sans un stationnement intermédiaire destiné à l'accoutumance, passer de la plaine à la haute montagne.

Le voisinage du lac — ce grand régulateur de la chaleur — assure à Thonon-les-Bains un climat très tempéré, tandis que les vallées, qui viennent s'ouvrir à l'entrée de la ville, apportent l'air pur, frais et vivifiant, des Alpes.

La station balnéaire est ouverte du 1er juin au 1er octobre.

Les Eaux minérales de Thonon-les-Bains sont des eaux de table incomparables. Elles sont aseptiques et se conservent indéfiniment. On les vend en caisses de 60 et de 30 bouteilles et en bonbonnes de 25 litres.

**DÉPOTS DANS TOUTES LES GRANDES VILLES**

*PARIS. M. E. RAGON. 28, RUE DE PALIKAO.*

*LONDRES. 80. LOMBARD STREET.*

Pour renseignements et commandes, s'adresser à

**M. L.-S. CRASTE**

*Administrateur délégué de la Société des Eaux minérales de Thonon-les-Bains*

# MIRE ISO N° 1

**A F N O R** 92049 PARIS LA DÉFENSE

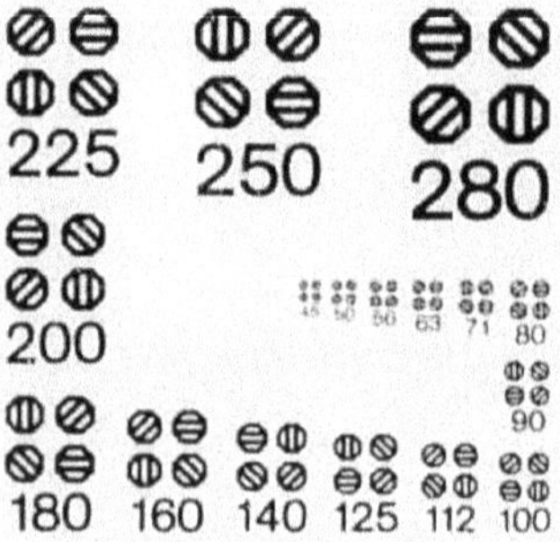


PRODUCTION SCRIPTUM PARIS

en conformité avec NF Z 43-011 et ISO 446:1991